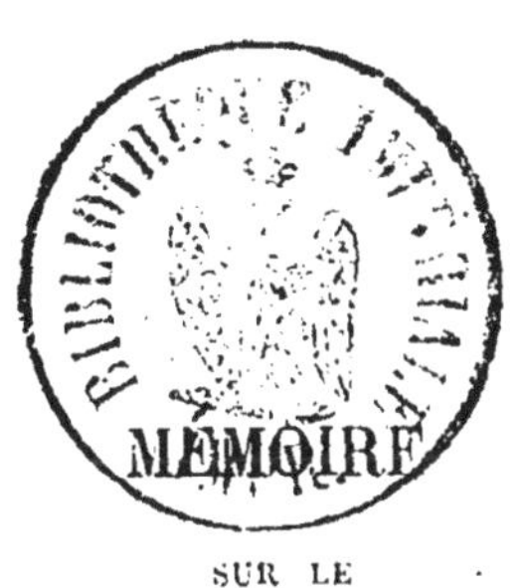

MÉMOIRE

TRAITEMENT MÉDICAL ET LA GUÉRISON

DES

AFFECTIONS CANCÉREUSES

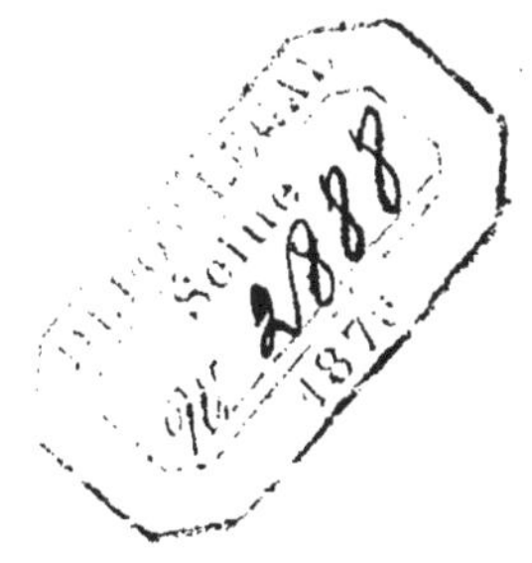

MÉMOIRE

SUR LE

TRAITEMENT MÉDICAL ET LA GUÉRISON

DES

AFFECTIONS CANCÉREUSES

SUIVI D'UNE

NOTE

SUR LE TRAITEMENT DE LA SYPHILIS

PAR

Lucien MASSEY

ANCIEN EXTERNE DES HOPITAUX ET HOSPICES CIVILS DE PARIS
PRÉSIDENT DE LA SOCIÉTÉ D'ÉMULATION LITTÉRAIRE ET SCIENTIFIQUE
MEMBRE DE PLUSIEURS SOCIÉTÉS SAVANTES

Prix : 1 franc

PARIS
LIBRAIRIE ADRIEN DELAHAYE
PLACE DE L'ÉCOLE DE MÉDECINE

1870

AVANT-PROPOS

Les hommes généreux et éclairés qui, par leur profession, sont destinés à prévenir, à soulager et à guérir les maux de leurs semblables, ont trop fréquemment l'occasion de constater avec douleur les résultats funestes des erreurs populaires en médecine : souvent, lorsqu'ils se livrent, appuyés sur l'expérience et sur la théorie la plus positive, à l'espoir d'être utiles à l'humanité, ils éprouvent les plus pénibles déceptions ; mais les faits et les renseignements qu'ils recueillent ne tardent pas à leur apprendre qu'ils n'ont rien à se reprocher, et que les terribles catastrophes sur lesquelles ils gémissent sont entièrement dues à la crédulité et aux préjugés des malades, ou bien aux conseils dangereux des personnes qui les entouraient.

C'est surtout dans les maladies chroniques, et dans les affections contre lesquelles la médecine ne connaît pas de spécifique certain, que les préjugés et les erreurs populaires ont plus particulièrement prise.

Je n'en veux pour preuve que le cancer.

Les médecins n'en connaissent pas complètement la nature, le traitement leur en est presque inconnu ; si bien que tous les malades qui réclament leurs soins sont placés dans l'obligation de subir une opération douloureuse et souvent inutile, ou bien ils sont voués à une mort certaine.

Dans cette alternative, les malades ont recours à des commères, à des charlatans qui les abusent en s'abusant eux-mêmes.

Pendant ce temps, le mal devient plus grave, parfois mortel.

Péniblement affecté de ces abus déplorables que l'on observe tous les jours, j'ai pensé qu'il était bon de rappeler les médecins de leurs préventions contre le traitement du cancer, et d'éclairer les malades sur leur véritable situation.

Le seul moyen d'élever une digue contre ce fléau c'est de propager la vérité

En publiant cet opuscule, j'ai tenté de démontrer que le cancer n'est pas incurable;

Que les opérations, neuf fois sur dix, ne sont ni nécessaires, ni utiles;

Qu'il existe des moyens de guérir le cancer.

Puisse cette publication opposer des notions exactes à des idées vaines et mensongères, et procurer à des personnes instruites et désintéressées, les moyens de secourir utilement les malades atteints d'affections cancéreuses, qui ne sont que trop fréquemment victimes de l'ignorance et de l'imposture.

La confiance en soi-même et le langage de la conviction me paraissent si nécessaires dans toute œuvre d'intelligence, que je me présente sans crainte devant le public, fermement résolu à mépriser et à affronter les attaques de la critique devant l'importance et la gravité du sujet.

GÉNÉRALITÉS SUR LE CANCER

La fréquence des maladies est en raison directe de la susceptibilité des organes qui en sont affectés, à moins qu'elle ne soit due à quelques accidents, ou à des circonstances éventuelles.

Le cancer ne saurait échapper à cette loi générale, mais ce qu'on ne s'est pas encore bien demandé, c'est dans quel ordre et de quelle nature sont les causes de cette affection.

Est-ce tout ce qui excite la vie générale ou locale au delà de certaines limites; tout ce qui l'agite, la tiraille, si je puis m'exprimer ainsi; tout ce qui la tourmente, tout ce qui l'éloigne trop vite ou trop longtemps d'un ordre tracé ou accoutumé; tout ce qui excite l'esprit et les sens, la vie animale plutôt que la vie organique, la sensibilité de certains organes plutôt que celle de l'économie tout entière?

Nous ne saurions le dire.

Le cancer ne serait-il pas le produit d'une inflammation moléculaire et tout à fait circonscrite? Celle-ci, quand elle n'est pas le résultat d'une cause extérieure, serait-elle déterminée par une modification générale apportée à l'économie?

Cette altération a-t-elle son siége d'abord dans les tissus tellement élémentaires, peu vivants ou éloignés des grands mouvements de la vie, qu'elle soit tout à fait rebelle à l'action des médicaments?

Siégerait-elle dans les extrémités capillaires ou dans le système nerveux?

Nous sommes porté à le croire, eu égard à certaines altérations qui ne sont pas rares dans le cancer, certains épanchements sanguins qu'on observe dans les kystes du sein et la forme encéphaloïde; mais ici, l'esprit s'égare et se confond, le thérapeutiste le plus subtil ne pourra démêler les phénomènes de causes ou d'effets qui dans cette circonstance se croisent et s'embarrassent; son observation sera à chaque instant trompée, son coup d'œil en défaut, car nous trouvons ici les limites les plus reculées de l'organisation et de la science.

Enfin le cancer ne dépendrait-il pas plutôt de l'altération du sang, des humeurs?

Est-ce dans la perturbation de ces actes vitaux qu'il faut voir la cause du cancer?

On a quelque raison de le croire; mais en réalité les tissus chargés de fonctionner peuvent seuls s'altérer ; ce sont eux qui vivent, qui s'enflamment, qui réagissent contre les causes de destruction.

En résumé, la cause du cancer n'est ni complètement interne, ni complètement externe. Elle est complexe, c'est-à-dire que, tout en ayant son siége dans l'économie, elle ne paraît pas être plus évidemment dans les fluides que dans les solides.

Cette maladie ne saurait être que le résultat d'une modification moléculaire et organique qui, quelquefois, profite d'une circonstance externe pour se manifester.

Je ne voudrais pas pousser trop loin cette

étude sur le cancer ; mais avant de clore ce chapitre, je ferai part au lecteur de quelques remarques qui ne sont pas sans importance.

Le nombre des cancers augmente d'année en année et cet accroissement semble en rapport avec les progrès de la civilisation.

C'est surtout vers le déclin de la vie, et chez les femmes plus particulièrement, que cette maladie est surtout redoutable, sans cependant dire que les premières années en sont exemptes.

Ce sont les organes les plus importants, les plus excités, les plus impressionnables qui en ont le plus fréquemment affectés

Ces deux dernières remarques, anciennement faites, sont pénibles à répéter. Le cancer, en effet, est incomparablement plus fréquent chez la femme que chez l'homme.

Faut-il une preuve plus évidente que le cancer recherche de préférence les êtres les plus faibles, les plus impressionnables, ceux dont le système musculaire travaille le moins ?

N'est-il pas cruel de le voir s'attaquer à ceux chez lesquels on trouve plus de bienveillance et de bonté, qui sont doués des facultés intellectuelles les plus perspicaces, les plus déliées et les plus diverses ?

Etrange destinée de l'espèce humaine qui s'altère et se détériore par les causes mêmes qui la développent et la perfectionnent !

II

DU TRAITEMENT DU CANCER

Le traitement du cancer a été, est, et sera encore longtemps empirique.

Les études micrographiques, les analyses chimiques, l'anatomie pathologique sont venues détourner l'attention et paralyser les efforts des thérapeutistes. De sorte qu'aucune recherche sérieuse des moyens de guérir le cancer n'a été faite ; c'est un reproche que j'adresse à notre laborieuse époque.

La médecine est une science d'application avec nos moyens usuels ; la matière médicale est son berceau. Nous devons donc, et surtout quand il s'agit d'une maladie encore inconnue, comme le cancer, commencer par traiter et guérir les maladies avant de nous appesantir sur

leurs causes, leur marche et leurs effets morbides.

C'est sans doute par cette même raison que la
chirurgie a pris tant d'empire dans le traitement
du cancer. Et cependant nous savons à quoi nous
en tenir sur les avantages illusoires des opérations qui, en général, attestent l'impuissance de
l'art.

L'œuvre de la main est l'auxiliaire de celle de
l'intelligence, c'est-à-dire que la chirurgie doit
venir en aide à l'insuffisance de la médecine dans
la maladie qui nous occupe, et, dans aucun cas,
ne doit lui être préférée.

Si parfois l'opération devient nécessaire, il y
a toujours avantage à la pratiquer *tardivement*,
plutôt qu'au début, comme on le fait chaque
jour.

Il me serait difficile de parler isolément des
médicaments qui méritent du crédit dans le traitement du cancer.

Nous nous contenterons de les citer : ce sont
la ciguë, le sedum-âcre, la jusquiame, la bella-
done, la morelle, l'iode, la digitale, l'arsenic, le
mercure.

Vous voyez, par cette énumération, que c'est surtout aux toxiques que la médecine a recours lorsqu'il s'agit de guérir le cancer.

Je ne contesterai pas le plus ou moins de valeur de chacune de ces préparations lorsqu'elles sont appliquées judicieusement. Si elles ne guérissent pas, elles modèrent les symptômes et arrêtent la maladie dans sa marche.

Pour moi, je les emploierais volontiers si je ne connaissais pas une autre médication qui a déjà rendu de bien grands services, et dont le succès s'affirme de jour en jour dans le traitement et la guérison des affections cancéreuses.

C'est de cette méthode que je vais vous entretenir dans le chapitre suivant.

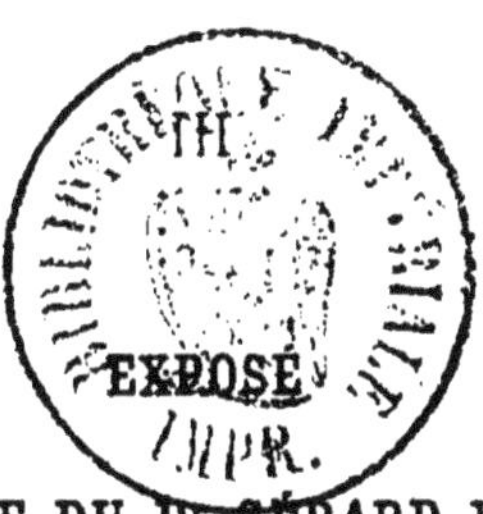

EXPOSÉ

DE LA MÉTHODE DU D' GÉRARD VON SCHMITT

Le traitement du docteur G. Von Schmitt n'est pas aussi empirique qu'on a bien voulu le faire croire, c'est au contraire le moyen le plus rationnel que nous ayons pour arriver à guérir le cancer.

Pour nous, qui croyons la nature du cancer complexe, il nous serait difficile d'admettre un spécifique.

M. Schmitt a dû également se faire la même idée que nous sur la cause et la nature de l'infection cancéreuse, car, sans s'écarter des bases de sa méthode, il emploie dans l'application de sa médication des substances différentes, à des doses variables, suivant l'âge, le tempérament des malades, et une multitude de circonstances.

Donnons dès à présent une idée de cette méthode.

Le règne végétal, si riche, si précieux, si fécond en produits de toutes sortes, n'est pas, tant se'n faut, entièrement connu. La vertu de certaines plantes, leurs propriétés n'ont pas été étudiées ; c'est surtout les plantes indigènes qui rendent les plus grands services à l'art de guérir, et ce sont précisément celles-là que les botanistes négligent le plus d'étudier, surtout au point de vue de leurs propriétés thérapeutiques.

Dans les Indes néerlandaises, qui sont la patrie du docteur Schmitt, les plantes sont presque les seuls remèdes employés pour guérir les maladies, même les plus invétérées.

Aussi les médecins, et même des personnes étrangères à l'art de guérir, connaissent-ils à fond la vertu, le caractère et la propriété des plantes qui croissent dans les contrées qu'ils habitent.

C'est avec les plantes que les Indiens préparent des sucs, des extraits, des pommades, des onguents, etc.

Dans le traitement des affections qui nous occupent, certaines de ces plantes jouissent d'une très grande réputation. Telles sont la chélidoine, le guaco, plantes à peine connues en France, si ce n'est d'après les rapports et les témoignages des savants voyageurs qui ont parcouru ces contrées lointaines.

Ce sont ces plantes qui font la base du traitement de M. le docteur Schmitt.

Ce traitement peut se diviser en deux :

Traitement externe, traitement interne;

A l'extérieur : application d'emplâtre à base végétale, variable selon la nature des plaies, cancers, ulcères, gangrènes, etc.

A l'intérieur : dépuratif doux, mais énergique, ne fatiguant pas le malade.

Ce dépuratif, administré sous forme de pilules, diffère également dans sa composition, selon l'idiosyncrasie du malade.

Des tisanes, préparées aussi avec des plantes indigènes, servent quelquefois d'auxiliaires au traitement du docteur Schmitt.

On le voit, cette médication est complexe, comme la maladie elle-même. Son application réclame de l'intelligence et de l'incitation, et, sans étude préalable, il serait difficile au premier médecin venu d'appliquer convenablement cette méthode.

Voilà sans doute pourquoi elle n'a pas encore pris rang dans notre thérapeutique.

Mais, il faut l'espérer, les médecins sortiront un jour de leurs préventions d'école et chercheront à se rendre compte de cette méthode, dans son application, ses effets et ses résultats.

En attendant, nous n'avons rien de mieux à faire que de la recommander à nos lecteurs, certain par là que nous rendrons service à ceux qui sont atteints par ce terrible fléau.

Je n'entrerai pas dans d'autres considérations sur cette méthode, ni sur ses effets particuliers dans chacun des cas où elle est applicable; mais je ne résisterai pas au désir de donner une idée des effets qu'elle produit dans le cancer le plus aigu. Presque aussitôt après un premier pansement avec les emplâtres, la douleur diminue, puis disparaît; bientôt après la suppuration fétide et abondante devient plus claire, se tarit presque tout à fait; les clapiers où elle se forme, les excavations où elle s'amasse, se ferment; puis au bout de quelques semaines, leur fond s'élève pour se mettre de niveau avec le reste de la plaie; celle-ci perd son mauvais aspect et finit par revêtir celui d'un vésicatoire.

Sous l'influence du traitement interne, le cancer semble se localiser, il perd de plus en plus de son influence sur l'économie; c'est-à-dire qu'après avoir été le plus souvent la manifestation d'un état général que nous ne saurions apprécier, il s'arrête; le principe qui l'a fourni s'épuise et l'organisme reprend une sorte d'harmonie, d'équilibre et de santé.

CONCLUSION

En résumé, nous croyons pouvoir conclure :

Que le cancer n'est pas incurable;

Que, dans l'état actuel de la science, le traitement de cette maladie ne saurait être qu'empirique;

Que le traitement du docteur Gérard Von Schmitt, bien qu'étant une méthode, s'aide de substances différentes, et qu'il n'est donc pas un spécifique;

Que ce traitement est le plus rationnel que nous ayons, et que, par conséquent, il doit être préféré;

Que, dans la plupart des cas, on peut, par cette méthode, guérir ou détruire le cancer, sans douleurs, ni opérations;

Que, même dans les cas les plus désespérés, on peut toujours en modérer les ravages, l'arrêter dans sa marche, et prolonger ainsi l'existence des malades.

Ces conclusions seront peut-être repoussées ou accueillies avec dédain par la susceptibilité de notre époque, qui veut tout analyser; mais cette considération ne nous a pas arrêté; nous espérons d'ailleurs qu'on nous jugera sur la difficulté du sujet, et sur nos intentions.

Nous sommes arrivé à croire possible tout ce que nous ne comprenons pas; bien différent de ce que nous étions autrefois, lorsque nous n'admettions que ce que nous croyions comprendre. Aujourd'hui, nous doutons de nous-même, et, quand il s'agit de guérir, nous ne repoussons rien, si ce n'est des pratiques réprouvées par le bon sens et la plus simple raison.

J'ai cru devoir placer ici quelques cas de guérison que j'ai extraits de l'album de M. le docteur Schmitt, pour mettre le lecteur à même d'accorder sa confiance à la méthode qui la mérite le plus.

« Je reconnais avec le plus grand plaisir que le docteur Von Schmitt m'a guéri d'une ulcération cancéreuse de la langue, qui résistait depuis trois mois aux traitements les plus énergiques. Au bout de quinze jours de la cure du docteur Von Schmitt, l'amélioration était tellement visible qu'il n'y avait pas à douter de la guérison. Aujourd'hui, cette guérison est complète depuis cinq mois.

« *Vitam impendere vero.*

« Alexandre Dumas,

« 107, boulevard Malesherbes.

« Le 21 mars 1869. »

M. le docteur Gérard Von Schmitt, 8, place de la Madeleine, Paris.

« Mon cher docteur,

« Je suis heureux de pouvoir vous écrire aujourd'hui, pour vous témoigner ma vive gratitude pour les soins attentifs et affectueux que vous m'avez prodigués et qui, grâce à votre talent, ont assuré la complète guérison de l'affection scorbutique si grave, accompagnée d'ulcération gangréneuse, que j'avais rapportée d'Orient, à la suite de longues fatigues.

« Je vous remercie donc de tout cœur de nouveau, et vous réitère bien amicalement l'expression de mes sentiments bien reconnaissants et sincèrement affectueux.

« EDMOND DE BARRÈRE,

« Consul général de France à Jérusalem. »

.   .   .   .

« Vous souvenez-vous qu'à Bruxelles vous m'avez guéri d'une carie des os du pied droit, datant de quatorze ans, alors qu'il ne me restait, de l'avis des plus célèbres chirurgiens, que l'extrême ressource de l'amputation ou une mort certaine ! Aujourd'hui, je suis employé à Paris à des travaux de la plus grande fatigue ; continuellement debout, je dois à la vérité de constater que jamais je ne ressens aucune douleur, et je tiens à reconnaitre que, par votre système de cure, sans aucune espèce d'opération, vous avez droit à ma reconnaissance éternelle.

« Daignez agréer, Monsieur, l'expression de ma plus vive gratitude et de mon profond respect.

« BAPTISTE COPPENS,

« 21, rue Mondétour. »

Voici maintenant une lettre qui m'a été adressée à la suite d'un article que j'ai publié il y a deux mois :

M. Lucien Massey, à Paris.

« J'ai lu dans votre journal un article sur la curabilité du cancer, dans lequel vous faites mention de la méthode employée par M. le docteur Gérard Von Schmitt.

« J'étais depuis longtemps affecté d'un cancer qui s'étendait depuis le pavillon de l'oreille gauche jusqu'à la base de la maxillaire inférieure.

« J'avais, mais inutilement, suivi les prescriptions de plusieurs médecins.

« Je me suis adressé à M. Schmitt, et en peu de temps j'ai eu le bonheur de voir ma guérison s'opérer.

« Ma reconnaissance pour M. le docteur Schmitt est sans borne ; je crois la lui prouver en portant ce fait à votre connaissance pour en faire ce que bon vous semblera

« Agréez, Monsieur, l'assurance de ma parfaite considération.

F° WAGNER,
« 53, rue Meslay. »

NOTE

SUR LE TRAITEMENT DE LA SYPHILIS

Nous croyons devoir, avant de terminer cet opuscule, ajouter une note qui pourra intéresser plusieurs de nos lecteurs.

Nous n'avons parlé jusqu'à présent que du traitement du cancer, mais la méthode du docteur Schmitt est applicable avec succès à bien d'autres affections, comme il sera facile de s'en convaincre par la lecture des lignes suivantes.

En effet, si la chélidoine, le guaco, l'abiétine et les térébenthines diverses guérissent le cancer, ils peuvent à plus forte raison guérir des affections de même nature, mais moins grave ; telles sont les ulcères, la gangrène, la carie des os, etc.

Il est également facile de concevoir que ces

végétaux préparés, modifiés, additionnés d'autres subtances peuvent servir de bases au traitement de la syphilis.

Car la syphilis n'est-elle pas une infection virulente de la masse du sang?

N'emploie-t-on pas contre elle les dépuratifs les plus énergiques et les plus violents?

Malheureusement oui.

Je dis malheureusement, parce que dans le traitement de la syphilis, tel que nous le comprenons et que nous l'appliquons, nous ne faisons que substituer une infection mercurielle à une infection syphilitique, et toutes les deux sont morbides.

Bien des auteurs se sont élevés contre l'emploi du mercure et ce n'est pas sans raison; je n'entreprendrai pas de démontrer pourquoi.

Je dirai seulement que, puisque l'on peut guérir la syphilis sans mercure, il ne faut plus, autant que possible, avoir recours à ce moyen de guérison.

Le docteur Schmitt n'est pas le seul qui ait

préconisé les végétaux dans le traitement de la syphilis, plusieurs praticiens français en ont tenté l'usage avec plus ou moins de résultats.

Je n'ai pas à examiner pourquoi leurs tentatives n'ont pas eu tout le succès qu'on était en droit d'attendre. Cependant j'exprimerai le désir que ces essais soient repris, en ayant soin d'employer les végétaux dont on aura fait choix, simultanément à l'intérieur et à l'extérieur. C'est ainsi que pratique journellement M. le docteur Schmitt, et cette méthode ne laisse rien à désirer.

Dans le traitement de la syphilis M. Schmitt emploie, en les modifiant, les végétaux qui font la base de sa méthode curative, tantôt à l'intérieur sous forme de pilules, de liqueurs, tantôt à l'extérieur sous forme d'onguents, de pommades, d'emplâtres dont la composition varie suivant les manifestations produitent par la syphilis, en ayant soin de tenir compte de l'intensité, de l'induration et de la consistance du mal.

Les maladies syphilitiques sont si répandues

au grand détriment de la santé publique et de
la génération futur, que je crois faire acte de
philanthropie en signalant ce nouveau mode
de traitement.

Pour ceux de nos lecteurs que nous aurions
eu le bonheur de convaincre et qui voudraient
recourir aux lumières et à l'expérience du docteur Schmitt, nous croyons leur être utile en les
prévenant que, pour les maladies syphilitiques,
il donne spécialement ses consultations tous
les soirs de 9 heures à 11 heures.

Je ne terminerai pas sans donner aux jeunes
gens un conseil bien souvent donné, mais bien
rarement écouté : qu'ils aient plus de souci de
leur santé, et qu'ils se tiennent en garde contre
l'insouciance si commune à leur âge et qui a
si fréquemment de funestes effets. Qu'ils n'hési-
tent pas aux premières atteintes de la maladie
à aller consulter un praticien habile; le plus
souvent le mal attaqué dès ses débuts sera faci-
lement et promptement arrêté, tandis qu'on ne
peut calculer les suites de la négligence et de
l'incurie : il y va quelquefois de la vie, plus

souvent l'organisme est pour toujours infecté dans sa masse, et cette terrible infection, se transmettant malheureusement d'une génération à l'autre, peut devenir une source de chagrins, de douleurs et de larmes !

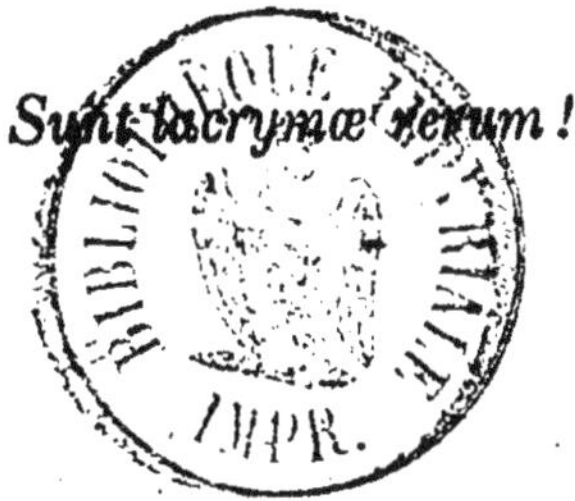

Sunt lacrymæ rerum !

FIN

PARIS. — TYPOGRAPHIE ALCAN-LÉVY, RUE LAFAYETTE, 61